FALSIFICATION DU BEURRE

PAR

LES CORPS GRAS DE NATURES DIVERSES,

Par M. HUSSON, pharmacien à Toul.

(Extrait du Compte rendu des Travaux de la Société de pharmacie de Meurthe-et-Moselle)

Cette question, difficile à résoudre, est inscrite par la Société de pharmacie de Leipzig dans son programme des prix de 1877. Mais il n'était pas permis à un modeste pharmacien français et lorrain de répondre à l'appel d'hommes qui, avec une mauvaise foi sans exemple, ont cherché à flétrir les savants les plus illustres qui font la gloire de notre nation. Aussi je suis heureux de présenter ce travail à une société française, à des confrères dont la bienveillance m'est certainement acquise.

Les procédés conseillés pour rechercher cette fraude sont tout à fait insuffisants, une simple énumération le montrera.

« Le beurre, ou matière grasse concrète du lait, est composé, d'après M. Bromeis, de cinq corps gras différents :

Oléine ou butyroléine	30
Margarine	68
Butyrine, caprine et caproïne	2

» Il fond à 26°. — Il est susceptible de rancir au bout d'un certain temps et d'acquérir une nuance plus foncée, un goût âcre et fort.

» L'addition de l'axonge abaisse le point de fusion du beurre de quelques degrés. De plus elle y apporte une certaine quantité de stéarine que la saponification transforme facilement en acide stéarique fusible à 70°.

» Le mélange de suif de veau se constate difficilement par la fusion. On le reconnaît à l'odeur désagréable que prend

le suif à la chaleur ou par l'action de la potasse caustique. »
(MM. Chevalier et Baudrimont, *Dict. des falsifications*.)

« L'addition du suif de veau élève le point de fusion du
beurre ; on pourrait ainsi reconnaître ou plutôt soupçonner
cette fraude. » (Coulier, *Dict. de Dechambre*.)

« Les corps gras qu'on ajoute au beurre peuvent se reconnaître à l'aide de l'alcool bouillant, marquant 80°, qui
enlève non-seulement les graisses très-fusibles, mais encore
les corps gras odorants. » (M. Ritter, traduction de Dra-
gendroff.)

« Le beurre pur est liquide à la température de 26°. peu
soluble dans l'alcool, puisque 100 parties de ce liquide ne
dissolvent que 3^g,50 de beurre. Si l'on avait incorporé du suif
de veau, son point de liquéfaction s'élèverait et monterait
à 70°. » (*Dict. de Chimie pure*. Wurtz.)

M. Jaillard reconnaît que tous ces moyens ne sont pas
satisfaisants ; il conseille de placer une parcelle de beurre
entre deux plaques de verre et d'examiner avec un grossissement de 450 diamètres. Si le produit est pur, dit-il, on
n'aperçoit sur-le-champ du microscope que des globules gras,
de dimensions variant entre 0,001 et 0,01 de diamètre. S'il
est falsifié, on reçonnaît au milieu des globules gras des
arborisations cristallines ; ce qui tient à ce que les matières
grasses ayant servi à la falsification ont subi préalablement
la fusion.

En admettant que ces résultats soient bien certains et
constants, ils ne seraient qu'un indice de fraude sans en
indiquer la nature, car le beurre fondu donnerait les mêmes
caractères que l'axonge et le suif.

Les autres procédés sont encore moins concluants. Le
point de fusion en est généralement la base, et les différents
auteurs n'indiquent pas la même température. C'est que
celle-ci, en effet, peut très-bien varier, puisque le beurre
n'est pas un produit défini, mais un mélange variable de
substances grasses dont les points de fusion diffèrent considérablement. D'un autre côté, cette détermination offre des
difficultés. Si on place dans un tube à réactif un morceau
de beurre, les particules détachées et fixées aux parois du
verre seules entrent en fusion vers 25°. Quant à la **masse**

elle-même, elle ne fond sensiblement qu'entre 30 et 36°. On comprend dès lors que cette méthode ne puisse indiquer la présence d'un peu d'axonge ou de suif. Voici comment j'ai modifié cette opération afin de la rendre plus pratique. On prend plusieurs tubes de même dimension dans lesquels on pèse 10 grammes d'huile de ricin bien blanche ; on ajoute dans le premier de ces tubes 1 gramme de beurre frais et bien préparé ; dans le deuxième, 1 gramme d'axonge ; dans le troisième, 1 gramme de margarine Mouriès, et dans le quatrième, 1 gramme de suif de veau.

On place tous ces tubes dans un bain-marie dont on élève graduellement la température ; à 40° la fusion du beurre est bien établie, l'axonge donne déjà une solution trouble, la margarine produit une solution qui reste constamment opaline, quelle que soit la température ; le suif reste solide.

A 50° le beurre naturel entre en dissolution en présentant le même caractère que le beurre de margarine à 40°.

La dissolution de l'axonge est tout à fait transparente ; le suif se divise et devient granuleux.

A 70° le suif se dissout, la solution est légèrement laiteuse.

Ces tubes plongés dans de l'eau à 70° présentent les caractères suivants si on laisse la température s'abaisser graduellement :

A 15° la solution de suif est complétement figée ; on peut renverser le tube sans que rien s'écoule.

Les solutions de beurre et d'axonge ont la consistance du glycérolé d'amidon.

A 9° la solution d'axonge est solidifiée ; celle du beurre reste encore filante ainsi que celle de margarine.

En traitant ces mélanges par de l'alcool à 90° à froid, on obtient des émulsions à teinte laiteuse, dans lesquelles on voit se former des flocons blancs.

Après avoir filtré et avoir lavé les résidus laissés sur filtre, on fait sécher ceux-ci dans une étuve traversée par un courant d'air sec. Dans ces conditions le suif donne un dépôt de $1^{gr},20$; c'est-à-dire qu'il a été complétement précipité et qu'il a retenu, en outre, quelques éléments de l'huile de ricin.

Le résidu laissé par le beurre est.......... $0^{gr},70$.

—   —   — saindoux est.......... $0 ,60$.

La margarine ne donne aucun dépôt, le mélange reste seulement opalin.

D'après ces données, on comprend facilement que le mélange de beurre, soit avec l'axonge, soit avec le saindoux, modifie la solubilité dans l'huile de ricin, la consistance du mélange et le poids des résidus laissés sur filtre par l'action de l'alcool.

Les réactions suivantes donneront encore des résultats plus nets. Un gramme des substances précédentes est placé dans un tube à réactif avec 10 grammes de glycérine, puis fondu à l'aide de la flamme d'une lampe à l'alcool. En agitant fortement, on opère une émulsion qui se sépare lentement, ce qui permet de la traiter par un mélange de 10 gr. d'alcool à 90° et d'une quantité égale d'éther à 66°. Le tout est placé dans une fiole blanche que l'on plonge dans un bain-marie maintenu à 25° [1].

Par le repos, le liquide se sépare en deux couches à peu près égales. L'inférieure formée de glycérine et d'une partie de l'alcool, la supérieure d'éther et d'alcool.

Si on opère avec le *beurre,* pur et bien préparé, on n'observe aucun dépôt entre les deux couches, la supérieure a une teinte un peu jaune, l'inférieure est légèrement opaline, phénomène d'autant plus prononcé que le beurre renferme plus de lait emprisonné.

Avec *le beurre de margarine,* on obtient les mêmes résultats, seulement la couche inférieure n'a pas l'aspect opalin de la précédente, elle est d'un jaune sale.

Le saindoux donne aussitôt un dépôt ayant environ 2 centimètres d'épaisseur ; celui-ci présente l'aspect d'axonge à demi-fluide.

Avec *le suif* du commerce, on observe aussitôt entre les deux couches un dépôt floconneux dense ayant près de $0^m.05$ d'épaisseur.

Si on opère avec du suif de veau, cette couche paraît moins dense et se divise souvent en deux ; l'une restant entre les

---

[1] Je me sers pour cette opération d'une fiole de pharmacie de la contenance de 60 grammes.

deux couches de liquide et l'autre montant à la surface de la liqueur éthérée.

Le beurre naturel renferme-t-il des féculents? Ceux-ci forment également entre les deux couches un dépôt qui ne se teinte pas en bleu si on ajoute quelques gouttes de teinture d'iode au liquide éthéro-alcoolique. Il ne faut pas pour cela conclure à leur absence ; car, en ajoutant 40 grammes d'eau environ et en agitant, la fécule vient se placer avec une teinte bleu-noir entre la couche inférieure et la supérieure.

Lorsqu'on a retiré ces fioles du bain-marie, si on laisse tomber la température à 18 ou 20°, avec le beurre naturel il se forme entre les deux couches de légers flocons blancs que nous examinerons au microscope.

Le beurre de margarine produit ce phénomène beaucoup plus lentement. Le dépôt est moins abondant et n'a pas l'aspect floconneux du précédent. Avec la margarine premier choix, il n'occupe même pas toute la surface de démarcation. Avec la margarine de deuxième qualité, le dépôt, un peu plus abondant, se divise bientôt en deux parties, l'une se précipitant au fond du vase et ayant l'apparence glaireuse, l'autre nageant à la surface et ayant l'aspect demi-fluide.

Les dépôts obtenus avec le suif et l'axonge augmentent de valeur.

L'examen microscopique servira à différencier ces substances.

Le premier dépôt formé avec le suif montre, au microscope, des cristaux bien caractérisés de stéarine (fig. 6, A); ce sont de petites masses rondes ou elliptiques d'où partent des aiguilles raides qui donnent à ces cristaux l'aspect d'oursins ou de hérissons.

Lorsqu'on s'est servi de graisse de veau, tous ces cristaux n'ont pas la même netteté (fig. 6, B) ; on voit comme des écailles pavimenteuses, d'où partent les aiguilles que nous venons de décrire ; à côté on observe quelques cristaux de margarine, sous forme de petits plumasseaux isolés ou pris dans des globules gras.

Avec l'axonge (fig. 5, A.), on observe également des sortes de globules polyédriques, globules gras à demi-figés et comprimés, qui ont l'aspect de paillettes, et au milieu desquels, avec un fort grossissement, on remarque quelques cristaux très-fins de margarine.

Si on s'est servi, pour cette falsification, de saindoux mal préparé, on voit des débris de panne, c'est-à-dire des cellules et des vésicules adipeuses (fig. 4).

La graisse d'oie donne des résultats ayant une certaine analogie avec ceux obtenus à l'aide de l'axonge, mais le corps gras se présente sous la forme de plaques carrées ou rectangulaires, très-petites et brillantes, au milieu desquelles on voit de légers faisceaux de margarine cristallisée (fig. 5, B).

Avec le beurre frais le microscope montre de longues et délicates aiguilles de margarine, flexueuses, contournées, se réunissant en faisceaux qui, en se groupant, présentent les formes les plus variées (fig. 1, A). Jamais on ne voit de cristaux de stéarine.

Lorsque le beurre a subi la fusion sous l'influence d'une chaleur assez forte, ces aiguilles diminuent considérablement de longueur, elles sont généralement groupées autour d'un point central et ont l'aspect chevelu (fig. 1, B).

Si à la liqueur éthéro-alcoolique on a ajouté un peu de teinture d'iode, la margarine du beurre pur se dépose sous forme de petits grains qui laissent voir au microscope cette substance cristallisée en arborescence ou sortes de plumets mêlés à des aiguilles plus larges, dont les extrémités s'étalent et paraissent à l'état de demi-fusion (fig. A, 2).

Le beurre de margarine Mouriès donne des cristaux de margarine beaucoup moins nets englobés dans des traînées graisseuses. Le plus souvent, on voit le globule gras présentant l'aspect d'une goutte de vernis qui s'est fendillée en se desséchant. Avec un fort grossissement, on remarque que ce sont des cristaux infiniment petits de margarine qui simulent ces fentes (fig. 3, H).

De plus, si on observe la matière glaireuse qui reste au fond du vase, on remarque une quantité considérable de fragments de tissus végétaux et des débris de matières colorantes qu'on peut reconnaître au microscope.

Le *curcuma* se présente sous la forme de petites masses finement granulées, souvent ovoïdes, ayant une teinte d'un jaune roux (fig. 3, A). Cette couleur se fonce et brunit en présence d'un peu d'alcali.

Le safran (fig. 3, K.) présente des débris végétaux jaune safran, qui deviennent bleus et violets sous l'influence de l'acide sulfurique.

Le rocou apparaît sous la forme de plaques, d'un jaune roux, remplies de sortes de rognons ou noyaux plus foncés (fig. 3, F).

Enfin le jus de carotte est tout à fait caractéristique ; outre les cellules végétales, on remarque une masse de fragments ayant l'aspect d'aiguilles brisées d'un rouge carotte (fig. 3, B).

Les expériences que nous venons de rapporter, forment en quelque sorte l'analyse qualitative du beurre.

Les suivantes serviront à l'analyse quantitative.

5 grammes de beurre sont pesés exactement et placés dans un ballon avec 25 grammes d'éther à 60° et autant d'alcool à 90° Le tout est plongé dans un bain-marie à la température de 30° On agite et on obtient au bout de quelques minutes un soluté légèrement trouble. On filtre alors, en ayant soin de chauffer l'entonnoir et de placer dans de l'eau à 40° le flacon dans lequel doit s'écouler le liquide filtré. On lave à plusieurs reprises, à l'aide d'un mélange d'alcool et d'éther, le filtre qui a été taré avec soin avant l'opération. Tant que le résidu est encore frais, on l'examine au microscope.

Si le beurre est pur, on ne doit apercevoir que de la caséine qui se présente sous forme de petits grains, réunis en flocons.

Après cet examen, le filtre est séché à l'air, puis pesé.

Un bon beurre ne laisse pas plus de 1,50 à 2 grammes pour 100 de résidu.

Si ce chiffre est dépassé, il y a mauvaise préparation. S'il atteint 4 grammes, la fraude est évidente. Le résidu sec laissé sur filtre doit avoir l'aspect de l'albumine ou mieux du gluten desséché.

On laisse ensuite refroidir le liquide filtré à la température de 15 à 18°. Une heure après on voit des flocons blancs se former et ils sont extrêmement abondants au bout de 6 heures, mais le dépôt n'est complet qu'après 12 heures. Examiné au

microscope, il montre des cristaux de margarine pure. Séché
dans un courant d'air sec, il devient comme farineux, et se
détache du filtre, ce qui permet de le peser. On obtient ainsi
avec un beurre naturel de la margarine pure dont le poids
ne doit pas être inférieur à 35 grammes et supérieur à 40.

Le liquide filtré est mis dans un ballon et chauffé de manière à être réduit de moitié. Après cette opération, on le
verse dans un petit entonnoir en verre fermé par un robinet,
ou simplement avec le doigt. Par refroidissement il se dépose
des gouttelettes huileuses qu'il est facile de séparer du liquide
devenu opalin.

On obtient ainsi 28 à 30 pour 100 d'huile qui se fige facilement et qui renferme encore de la margarine, difficile à
séparer de l'oléine.

En évaporant le reste du liquide jusqu'à ce qu'il ne dégage
plus de vapeurs alcooliques, on retire une graisse demi-
fluide, à forte odeur de beurre fondu, qui renferme la buty-
rine, la caprine, la caproïne et de l'oléine unie à la margarine
en proportions à peu près égales.

En résumant on a :

Caséine desséchée..........................		2
Margarine pure................... 40 ⎫		
Margarine se trouvant dans l'huile. 10 ⎬		56
Margarine du dernier dépôt....... 6 ⎭		
Oléine de l'huile.................. 20 ⎫		26
Oléine du dernier dépôt.......... 6 ⎭		
Butyrine, caprine et caproïne................		2
Eau et perte................................		14

$$\text{Total.......... } 100$$

L'évaporation du beurre à l'étude et à une température
de 120° fera connaître exactement la quantité d'eau qu'il
renferme.

Margarine Mouriès.— Les mêmes opérations ont été répé-
tées avec du beurre de margarine Mouriès de premier choix.
Voici les résultats obtenus :

Le premier dépôt correspondant à celui de caséine montre
au microscope des débris de fibres végétales, de tissus végé-

taux déchirés par l'action de la chaleur. Desséché, il ne doit pas dépasser 4 grammes, si ce beurre est de premier choix.

Le deuxième dépôt, composé de margarine pure, se forme très-lentement. Au bout de six heures, alors que toute la margarine du beurre est complétement déposée, il ne s'est encore formé aucun flocon. Au bout de douze heures, il ne s'est précipité que 8 grammes p. 100 de margarine. Vingt-quatre heures après le chiffre ne dépasse pas 11 grammes, ce qui différencie nettement le beurre de margarine du beurre naturel. Les différences sont telles qu'il sera également facile de reconnaître tout mélange.

Par évaporation du liquide éthéro-alcoolique, on obtient 48 p. 100 d'huile se figeant facilement, ayant toutefois un peu moins de consistance que celle du beurre. On peut cependant la considérer comme renfermant encore un tiers de margarine.

La dernière évaporation donne également une graisse demi-fluide qui se durcit par le froid, qui n'a aucune odeur butyreuse, mais plutôt celle du jus de veau, sans qu'elle soit cependant très-prononcée.

Son poids est de 8 p. 100. Cette graisse renferme de l'oléine, de la margarine et différentes matières grasses évaluées à environ 2 grammes.

En résumé on a :

Résidu solide, débris de tissus végétaux et membranes animales		4
Margarine pure	11	
— renfermée dans l'huile	16	30
— retirée de la graisse demi-fluide	3	
Oléine de l'huile	32	
— de la graisse demi-fluide	3	35
Matières grasses diverses		2
Perte et eau		29
Total		100

Le beurre de margarine renferme toujours une assez forte proportion de chlorure de sodium. Quant au poids de l'eau il sera connu par évaporation à l'étuve.

La margarine examinée au microscope se présente sous forme d'aiguilles aplaties et brisées ; ce qui a pu faire croire à la cristallisation en paillettes.

Suif. — Cinq grammes ont été traités par 50 grammes du mélange éthéro-alcoolique chauffé à 60°, température à laquelle s'opère la dissolution qui est à peu près limpide. Si on laisse refroidir à 20°, on voit bientôt se former un léger dépôt blanc et granuleux. Si on plonge à ce moment dans le liquide une baguette en verre afin d'en retirer une parcelle pour l'examiner au microscope, il s'opère instantanément une cristallisation des plus abondantes. En filtrant, le liquide se trouble de nouveau et ce n'est qu'après deux ou trois opérations semblables que le liquide reste clair. Alors en faisant sécher dans un courant d'air froid le dépôt resté sur filtre jusqu'au moment où il s'effleurit, on trouve en pesant un chiffre de 3 gr. 95, soit 79 ou 80 p. 100 ; alors que le beurre ne donne, par cette opération, que de 39 à 40 p. 100. L'écart est suffisant pour découvrir toute falsification et tout mélange.

A peine ce premier dépôt est-il formé qu'on voit se produire des gouttelettes huileuses qui se figent pendant la nuit si elle est un peu froide. Cette huile figée examinée au microscope montre de belles aiguilles de margarine analogues à celles du beurre frais. A côté de ces cristaux on observe des gouttes d'oléine, mais aucune trace de stéarine qui se trouve dans le premier dépôt. Le poids de l'huile est de 8 p. 100. On obtient le reste de la matière grasse par l'évaporation de l'éther alcoolique. En résumé on a :

Margarine et stéarine, premier dépôt.......... 80 %
Oléine mêlée de margarine................... 8 —
Matières grasses diverses en dissolution dans l'oléine................................... 6 —
Eau et perte................................. 6 —

Au lieu de hâter la formation du premier dépôt en plongeant la baguette dans le liquide, on peut le laisser se former naturellement. Il se présente bientôt sous la forme de cône ou de stalagmite dont la base part du fond du verre. Examiné au microscope, il présente ces traînées avec arbo-

risations cristallines dont parle M. Juillard. Les dessins de
la figure 6, B en donneront une idée. Dans la cristallisation obtenue en plongeant la baguette de verre, on reconnaît
plus facilement les cristaux de stéarine. Elle est sous forme
de disques légèrement teintés en jaune et rayonnés en tous
sens.

Saindoux. — En répétant ces opérations avec l'axonge,
il se forme un léger dépôt qui augmente aussitôt qu'on
plonge une baguette de verre dans le liquide. En le laissant
se former naturellement, on voit de petits grains blancs qui
tapissent les parois du verre et qui, examinés au microscope,
semblent formés de paillettes. Mais en employant un grossissement plus fort on voit que les amas sont formés d'aiguilles
larges et étalées comme celles qui dépassent les arborisations
de la figure 2. Le poids du dépôt séché à l'air sec et pesé au
moment où il s'effleurit est de 19 à 20 pour 100, c'est-à-dire
moitié de ce qu'on obtient avec le beurre naturel.

En évaporant au tiers le liquide éthéro-alcoolique passé
pendant la filtration du liquide, on obtient un second dépôt
ayant l'apparence d'axonge demi-fluide, qui conserve cet
aspect tout à fait caractéristique, même après dessiccation
dans un courant d'air sec. On retire ainsi la presque totalité
de ce qui reste d'axonge. Cependant en continuant l'évaporation, on obtient une huile qui se fige moins facilement que
celle retirée des corps précédents. — L'eau se dose par évaporation à l'étuve.

Graisse d'oie. — La graisse d'oie donne des résultats analogues à ceux du saindoux. Le premier dépôt est cependant
un peu plus faible, il ne dépasse pas 18 pour 100.

Conclusions.

En résumé on reconnaîtra que le beurre est naturel et de
bonne qualité :

1o Par la forme cristalline spéciale de la margarine du
beurre ;

2o En traitant un poids déterminé de la substance à examiner par un mélange à parties égales d'éther et d'alcool. On
opère la dissolution en plaçant le ballon qui sert à l'opération
dans un bain-marie maintenu à la température de 35 à 40°,

puis on laisse refroidir à 18°, une fois la dissolution opérée. Au bout de 24 heures de repos, le beurre naturel et bien préparé doit laisser un dépôt de margarine qui, après dessiccation, ne sera pas supérieur à 40 pour 100 et inférieur à 35. Une diminution dans ces chiffres serait une preuve certaine de falsification par la margarine Mouriès, l'axonge ou la graisse d'oie. Une augmentation au contraire annoncerait l'introduction dans le beurre de suif de bœuf, de veau ou de mouton.

Le chiffre trouvé, à l'aide d'un calcul très-simple, fera reconnaître les proportions dans lesquelles le mélange s'est effectué.

Le microscope fera distinguer toutes ces substances entre elles. En sorte que la méthode que je propose pourra servir tout à la fois à l'analyse qualitative et quantitative du beurre.

Nancy. — Imprimerie E. RÉAU, rue Saint-Dizier, 51.

Étude
sur le beurre et ses falsifications
par les matières grasses
C. Husson.
Observations microscopiques - grossissement 500.

FIG.I — FIG.II — FIG.III — FIG.IV — FIG.V — FIG.VI

Figure I — A Margarine retirée du beurre
frais à l'aide de la liqueur libérée alcoolique.
B — Margarine retirée de la même manière
d'un beurre rance ayant subi la fusion pour être vendu.

Figure II — Grain de margarine retirée du
beurre frais, par la liqueur libérée-alcoolique
additionnée de quelques gouttes de teinture d'iode.

Figure III — H Margarine retirée du beurre de margarine.
Matières mêlées de tissus cellulaires d'animaux... A Cardina serrées à travers le beurre.
B — Gouttelettes... de beurre de Margarine.
C — Fragments de tissus... beurre de margarine. D — Sac de parcelles et cellules ... du suc
gazeux E ... colorée à l'iode. F — ... cristaux qui se trou-
vent dans le beurre de margarine. F — glébules... ajoutée ... dans
la lame le beurre à ... g — grain de pollen.

Figure IV — Cellules et tissu adipeux
trouvés dans le beurre falsifié avec de l'axonge
mal préparé.

Figure V — A Margarine retirée de
l'axonge à l'aide de la liqueur libérée alcoolique.
B — Margarine retirée de la même manière
de la graisse d'oie.

Figure VI — A Stéarine retirée du beurre
falsifié avec le suif du commerce.
B — Stéarine du suif de veau.